I0076012

ÉTUDE BACTÉRIOLOGIQUE

DU

CHANCRE MOU

ET DU BUBON

PAR LE

Dr A. LASNET

Médecin de 2e classe du Corps de Santé des Colonies,
Ancien Interne de l'Hôpital Saint-Jean.

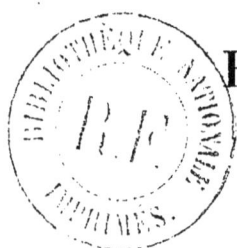

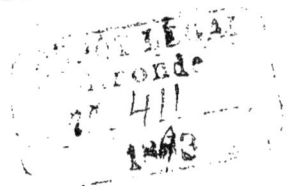

————— ‧▸◂‧ —————

BORDEAUX

GOUNOUILHOU, IMPRIMEUR DE LA FACULTÉ DE MÉDECINE

11 — RUE GUIRAUDE — 11

—

1893

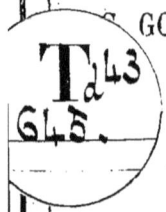

ÉTUDE BACTÉRIOLOGIQUE

DU

CHANCRE MOU

ET DU BUBON

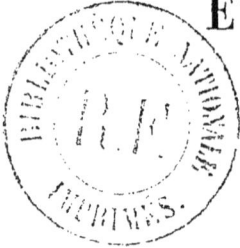

PAR LE

Dʳ A. LASNET

Médecin de 2ᵉ classe du Corps de Santé des Colonies,
Ancien Interne de l'Hôpital Saint-Jean.

BORDEAUX

G. GOUNOUILHOU, IMPRIMEUR DE LA FACULTÉ DE MÉDECINE

11 — RUE GUIRAUDE — 11

—

1893

INTRODUCTION

L'étude du chancre mou est à l'ordre du jour; depuis les communications de Ducrey et surtout d'Unna, plusieurs articles ont déjà été publiés sur le même sujet. Il nous a paru intéressant de reprendre la question en faisant des travaux antérieurs une étude comparative et en y ajoutant les recherches personnelles que nous avons faites dans le service et sous la direction de notre maître, M. le professeur agrégé W. Dubreuilh.

Nous avons été favorisé dans ces recherches par une véritable épidémie de chancres mous qui, dans l'espace de six mois, a fait passer à l'hôpital Saint-Jean 280 malades porteurs de lésions chancrelleuses. Nous en avons profité pour ajouter à l'étude microbiologique du chancre mou celle du bubon, et c'est avec un nombre d'observations relativement considérable que nous avons fait la seconde partie de notre thèse, consacrée à l'étude pathogénique et bactériologique du bubon.

Avant d'aborder notre sujet, nous présentons à M. le professeur Arnozan le témoignage de notre profonde reconnaissance pour l'intérêt qu'il nous a porté dans le cours de nos études et pour l'honneur qu'il nous a fait en acceptant la présidence de notre thèse.

M. le professeur agrégé W. Dubreuilh nous a dirigé dans ce travail et, durant notre dernière année d'internat, nous a souvent encouragé et aidé de ses conseils; nous le remercions des marques de sympathie qu'il nous a prodiguées et nous lui présentons l'assurance de notre profond dévouement.

ÉTUDE BACTÉRIOLOGIQUE

DU

CHANCRE MOU ET DU BUBON

I

ÉTUDE DU BACILLE DU CHANCRE MOU

1° Historique.

Depuis fort longtemps, on a soupçonné dans le chancre mou l'existence d'un élément contagieux et organisé, et beaucoup de théories ont été émises sur la nature parasitaire de la lésion : théories d'abord purement fantaisistes, ne reposant sur aucune observation sérieuse, dues à l'imagination de leurs auteurs bien plus qu'au raisonnement; plus tard, enfin, théories véritablement scientifiques, s'appuyant sur des données certaines, fournies par le microscope, et sur l'étude approfondie et rigoureuse de tous les éléments divers que peut présenter le chancre mou.

Dès le xviiᵉ siècle, Hauptmann, et avec lui Hartsœcker (1650), Calmet, Abercrombie (1685), admettaient dans le pus chancreux l'existence d'une espèce particulière d'insectes. « Je crois, écrivait Didier, que le virus vénérien n'est autre chose que de petits vers vivants qui produisent des œufs en s'accouplant, et qui peuvent aisément se multiplier comme font tous les insectes ([1]). »

Au siècle dernier, Adams ([2]) crut pouvoir proposer un pro-

---

[1] DIDIER. — *Dissert. médicinale sur les maladies vénériennes.* Paris, 1750.
[2] ADAMS. — *Observat. on morbid poisons phagedena and cancer.* London, 1795

duit hybride né de l'insecte mâle de la syphilis et du parasite femelle de la gale. La découverte de ce dernier ne fit qu'encourager ces tendances et nombre d'auteurs décrivirent des éléments tous plus ou moins acariens.

En 1835, Donné ([1]) proclama qu'il avait découvert les principes des différentes affections vénériennes. Dans le pus de la blennorragie, dans le virus des chancres, dans la sécrétion des ulcères, il avait trouvé des microorganismes toujours constants pour chaque espèce de lésion et offrant ainsi un mode certain de diagnostic différentiel. Pour le cas qui nous occupe, c'est le *vibrio lineola* qui était chargé de donner au chancre sa spécificité.

Plus récemment, l'Américain Salisbury, avec sa *crypta syphilitica*, n'eut guère plus de succès, et Hallier, avec le *coniothecium syphiliticum,* ne réussit pas davantage. De nombreuses recherches, avec examens microscopiques minutieux, ont fait justice de ces organismes fantaisistes et montré que les parasites signalés n'étaient probablement autre chose que des détritus de tissus fibreux ou des amas de granulations.

Les premiers travaux vraiment scientifiques datent de 1884. Leistikow ([2]), voulant vérifier l'existence des bactéries décrites par Aufrecht dans le pus des condylomes syphilitiques, étudia à la fois le virus des productions syphilitiques et des productions chancrelleuses; ses recherches ne furent plus plus heureuses dans un cas que dans l'autre : il ne découvrit aucun parasite.

La même année, Straus ([3]) essaya d'isoler l'élément contagieux du chancre mou; mais afin d'écarter les nombreux microorganismes qui viennent souiller la surface du chancre exposé à l'air, il s'adressa, non plus à la sécrétion de l'ulcère primitif, mais au pus du bubon non encore ouvert.

Les résultats ne furent pas conformes à ses prévisions; dans plus de cinquante-huit cas, il examina du pus de bubon avec les méthodes de coloration les plus variées et le trouva toujours dépourvu de microorganismes. Ses tentatives de culture

---

([1]) Donné. — *Mémoire sur le mucus et le pus.* Paris, 1837.
([2]) Leistikow. — *Annales de Dermatologie,* 1884.
([3]) De la virulence du bubon qui accompagne le chancre mou (Société de Biologie, novembre 1884.

faites dans des milieux variables solides où liquides (bouillon Pasteur, gélatinisé, peptonisé, agar-agar, sérum...), soumis à des températures différentes, échouèrent constamment : toutes les fois qu'un développement exceptionnel se produisit, il s'agissait d'organismes vulgaires, résultant d'une erreur de manipulation et dont l'inoculation n'était suivie d'aucun effet.

Dès 1883, Aubert [1] donna un des caractères biologiques les plus importants du virus chancreux; il montra sa faible résistance aux températures élevées et en déduisit un traitement aussi rationnel qu'efficace du chancre mou et du bubon consécutif.

En 1885, le professeur Ferrari [2] (de Catane), dans une communication à l'Académie Gioenia, décrivit un bacille, plus petit que celui de la tuberculose et de la lèpre, se trouvant dans les globules du pus et les cellules épithéliales, détruisant peu à peu le protoplasma et pénétrant jusqu'au noyau. Ce bacille, facilement colorable par le violet de méthyle, se trouvait également dans le pus de bubon, où Ferrari disait le rencontrer d'une façon constante quarante-huit heures après leur ouverture. Il se pourrait que ce microbe fût le même que celui décrit par Ducrey et plus tard par Unna; mais les caractères qu'en a donnés Ferrari ne sont ni assez nombreux, ni assez affirmatifs pour qu'il nous soit possible de nous prononcer.

Presque en même temps, Mannino [3] (de Palerme) décrivit dans le pus chancreux des bacilles tantôt droits, tantôt curvi-lignes à l'intérieur ou à l'extérieur des cellules de pus, en même temps qu'une grande quantité de micrococoques réunis en chaînettes ou épars; il avait rencontré les mêmes éléments dans le bubon, mais deux jours seulement après son ouverture. Pas plus que Ferrari, il n'a cherché par des cultures à vérifier leur nature et à confirmer les résultats que lui avait fournis le microscope.

En 1886, de Luca (de Catane), dans un mémoire intitulé : *Il*

[1] AUBERT. — Communications à la Société médicale de Lyon, mai et avril 1883. La chaleur et le chancre simple (*Lyon médical*, 1883).

[2] FERRARI. — Sur la pathogénie de l'adénite chancreuse (*Gaz. degli ospitali*, juin 1885). — Le bacille du chancre mou (Communication à l'Académie Gioenia, juillet 1885).

[3] MANNINO. — Nouvelles recherches sur la pathogénie du bubon qui accompagne le chancre mou (Communication à l'Académie royale des Sciences médicales de Palerme, juillet 1885).

micrococco dell' ulcera molle (¹), crut avoir résolu le problème
et annonça que l'élément contagieux du chancre mou était
représenté par un microorganisme à forme arrondie et à faibles
dimensions, se présentant soit en éléments isolés, soit en zoo-
glées, cultivable dans la gélatine nutritive de viande, dans
celle du sang, sur pomme de terre, dans le sérum de l'ascite ;
inoculé en culture pure, ce microbe reproduisait le chancre
mou. Le travail de Luca a été contrôlé, d'une part, par
Campana, qui a constamment obtenu des cultures de staphylocoques, d'autre part, par Ducrey, qui a trouvé de nombreux
microorganismes pyogènes variables avec les différentes sécré-
tions ; mais jamais ces auteurs n'ont pu obtenir des colonies
de microcoques qui, inoculés en série, fussent susceptibles
de reproduire le chancre mou.

En 1889, au Congrès de Dermatologie de Paris, Ducrey (²)
exposa ses recherches et décrivit les caractères principaux
d'un microbe constant dans le pus du chancre et des pustules
d'inoculation. Ne pouvant, avec les moyens ordinaires de culture, obtenir de résultat positif, Ducrey avait eu l'idée d'isoler
le microorganisme pathogène dans son terrain de culture
naturel, c'est à dire sur la peau même de l'homme, et cela
par une méthode spéciale de passages successifs, par une
série d'inoculations dans un milieu absolument dépourvu de
microbes.

Voici de quelle façon opérait Ducrey : Après avoir fait de la
région antérieure du bras un nettoyage rigoureusement anti-
septique, il recouvrait cette région d'un verre de montre concave stérilisé et qu'il soulevait légèrement comme une soupape
pour permettre l'introduction de l'aiguille chargée de faire
l'inoculation ; cela fait, il fixait le verre au moyen d'une longue
bande de taffetas gommé faisant plusieurs fois le tour du bras
et découpée au niveau du verre d'une petite fenêtre qui per-
mettait de suivre la marche de l'inoculation. Dès que la pustule expérimentale était développée, c'est à dire dans le courant
du deuxième ou du troisième jour, avec le pus formé était pra-

---

(¹) DE LUCA. — *Gaz. degli ospitali,* 1893.
(²) DUCREY. — Recherches expérimentales sur la nature intime du principe contagieux du chancre mou (Congrès international de Dermatologie et de Syphiligraphie,
Paris, 1889).

tiquée une nouvelle inoculation sur le bras d'un autre individu, puis sur celui d'un troisième et ainsi de suite, à volonté, en se conformant aux mêmes règles et en observant les mêmes précautions.

Ducrey a pu ainsi poursuivre trois séries de pustules expérimentales jusqu'à la quinzième génération. Dans le pus du chancre primitif, il a trouvé un grand nombre de microbes diminuant peu à peu dans les pustules expérimentales et finissant par disparaître à partir de la cinquième ou de la sixième génération, de telle sorte qu'à ce moment on avait un produit virulent susceptible de reproduire le chancre mou, mais ne donnant lieu à aucun développement microbien sur n'importe quel milieu de culture. Ce pus renfermait d'une façon constante un bacille court et gros à extrémités arrondies, présentant en son centre une dépression latérale ou plutôt un rétrécissement lui donnant la forme de 8 de chiffre ; Ducrey a trouvé aussi des microbes arrondis, ressemblant aux micrococoques et qui, pour lui, seraient le même bacille vu verticalement. Ce bacille, plus ou moins abondant dans les différentes préparations, se montrait par groupes de 4 à 8 et même plus, soit par couples, soit isolé ; il se colorait facilement avec la fuchsine, le violet de méthyle ou le bleu de gentiane, ne prenant ni le Gram ni le Kühne. Ducrey l'a recherché aussi dans le pus du bubon directement et par inoculation ; ses inoculations ont été négatives ou n'ont donné qu'une fausse pustule sans importance, dans ses nombreuses préparations microscopiques il n'a jamais pu découvrir de microorganismes. Aussi conclut-il, avec Straus, que l'adénite du chancre mou est toujours une adénite inflammatoire, la forme chancreuse n'étant autre chose que le résultat de l'inoculation accidentelle après l'ouverture du bubon.

Pendant plus de deux ans après la communication de Ducrey, aucune nouvelle recherche ne fut publiée.

En 1891, Welander (¹) dit avoir trouvé dans les pustules d'inoculation des bacilles, d'ailleurs fort inconstants et auxquels il ne prêtait pas une importance étiologique bien considérable.

(¹) WELANDER. — Versuche eine Abortivbehandlung der Bubonen (*Archiv für Derm. und Syph.*, 1891).

La même année, Krefting ([1]) publia le résultat d'une série d'inoculations faites sur quatorze malades : dans les pustules produites, il avait toujours rencontré une bactérie se rapportant exactement à la description de Ducrey ; les cultures ne lui avaient jamais donné de résultat positif et, dans les chancres excisés, il n'avait encore réussi à découvrir aucun microbe.

En 1892, Jullien ([2]), voulant contrôler les expériences d'inoculation de Ducrey et de Krefting, arriva par la même voie à des résultats tout à fait différents. Il ne put atteindre plus de trois générations et, dans les pustules expérimentales, il ne rencontra aucun microorganisme, d'où il conclut que les microbes si nombreux que l'on rencontre dans la sécrétion du pus originel ne sont pas les agents de la virulence du chancre mou, mais que, peut-être en vertu de certains phénomènes de symbiose, leur présence est nécessaire au développement du virus, étant donné ce que l'on sait de la virulence constante et certaine du pus de chancre originel.

En juin 1892, Unna ([3]) envoyait à la Société française de Dermatologie une note dans laquelle il déclarait avoir pu colorer dans les coupes de cinq chancres mous un bacille constant, se présentant sous forme de chaînes plus ou moins longues et auquel il donnait le nom de *streptobacille*. La coloration des pièces était faite par le bleu de méthylène et la décoloration par le styrone et l'éther glycérique.

Presque en même temps, Quinquaud et Maurice Nicolle ([4]) arrivaient au même résultat en colorant leurs coupes par le bleu de méthyle phéniqué et déshydratant par un mélange d'huile d'aniline et de xylol. Leur description se rapportait à celle d'Unna, le bacille se présentant en chaînettes longues et tortillées dans les espaces lymphatiques en dehors des cellules et, comme celui de Ducrey, ne colorant ni par le Gram ni par le Kühne.

([1]) KREFTING. — *Nordiskt medicinskt Arkiv*, 1891.

([2]) JULLIEN. — Recherches exp. sur le chancre mou (Société française de Derm. et de Syph., avril 1892).

([3]) UNNA. — Der Streptobacillus des weichen Schankers (*Monatshefte für prakt. Dermatologie*, 1892). — Société de Dermatologie, 3 juin 1892. Communication d'Unna faite par Pusey.

([4]) QUINQUAUD et M. NICOLLE. — Sur le microbe du chancre mou (Société française de Derm. et de Syph., 7 juillet 1892).

Dans une communication récente, Krefting [1] a établi l'identité du microbe de Ducrey et du streptobacille d'Unna. Il a rencontré le streptobacille dans les espaces lymphatiques comme Unna et dans les cellules du pus comme Ducrey; il l'a vu non seulement sous forme de chaînettes, mais aussi sous forme d'éléments isolés à extrémités arrondies et a remarqué que son centre, souvent moins coloré, était parfois rétréci. Pour lui, les différences de milieu, pus et tissus, expliquent les deux descriptions de Ducrey et d'Unna.

En juin dernier, Petersen [2] a donné le résultat de ses recherches sur le même sujet, il a retrouvé le bacille de Ducrey avec les caractères déjà décrits, mais n'a jamais pu constater de dépression latérale bien nette.

Enfin, dans sa thèse de doctorat parue en juillet dernier, Nicolle [3] a fait l'histoire complète du bacille de Ducrey, il a étudié sa morphologie, ses procédés de coloration et sa distribution dans les tissus, s'appuyant sur une série de coupes de chancres à toutes périodes de leur évolution.

---

[1] KREFTING. — Ueber die für Ulcus molle specifische Mikrobe (*Archiv für Derm. und Syph.*, 1892).

[2] PETERSEN. — Ueber Bacillusbefunde beim Ulcus molle (*Centralblatt f. Bacteriolog.*, 8 juin 1893).

[3] Ch. NICOLLE. — *Recherches sur le chancre mou.* Th. de Paris, juill. 1893.

2° Étude du streptobacille.

a. PUS CHANCREUX.

La recherche du bacille, telle que l'a pratiquée Ducrey, est des plus simples : le pus est étalé sur une lamelle, desséché à l'air libre d'abord, puis passé sur la flamme d'une lampe à alcool ou d'un bec de Bunsen; les solutions colorantes usuelles, telles que fuchsine ou bleu de méthylène, suffisent pour mettre en lumière les bactéries, ou bien on emploie le violet de gentiane ordinaire (violet de gentiane 1 gramme, alcool absolu 10 grammes, eau anilinée 100 grammes), que Nicolle recommande additionné de son volume d'eau distillée. Un caractère important, sur lequel insiste Ducrey avec raison, c'est que le streptobacille se décolore par la méthode de Gram, qui colore la plupart des autres microbes qui lui sont mélangés dans le pus du chancre naturel.

Dans les chancres primitifs dont le pus renferme toujours, avec le streptobacille, nombre d'éléments fort divers, cette recherche est assez délicate; aussi vaut-il mieux étudier le bacille dans le pus des pustules d'inoculation, où l'on peut facilement l'obtenir pur et très abondant.

Dans les préparations de pus chancreux et virulent, la constance du bacille est absolue; dans les diverses ulcérations vénériennes ou autres, il n'existe jamais. On le trouve en quantité variable, généralement proportionnelle au degré de virulence des lésions et, lorsqu'il s'agit de pustules d'inoculation, proportionnelle au plus ou moins de réussite de ces inoculations (Krefting).

Les bacilles existent le plus souvent à l'intérieur des globules du pus, leur nombre dans le protoplasma cellulaire est alors des plus variables, parfois un ou deux éléments isolés, en général très nets, à extrémités fortement colorées, ou bien des groupes de bacilles qui peuvent se présenter sous deux aspects différents : amas irréguliers ou faisceaux. Les *amas irréguliers* sont formés de cinq à vingt éléments et davantage, mêlés sans aucun ordre, sans aucune disposition spéciale; pour Charles Nicolle, ils représenteraient des chaînettes dissociées pendant les préparations de lamelles par un écrasement trop considérable du pus, et le fait est que souvent on peut, dans ces groupes irréguliers, distinguer plusieurs bacilles bout à bout au milieu des autres éléments. Les *faisceaux* sont constitués par le groupement de quatre ou cinq chaînettes parallèles contenant chacune plusieurs bacilles disposés bout à bout. Ce mode de groupement, qui est constant dans les coupes de tissus, est d'une importance capitale pour établir l'identité des microorganismes de Ducrey et d'Unna; il a été signalé récemment par Krefting et par Nicolle, nous l'avons rencontré dans toutes celles de nos préparations de pus qui renfermaient des bacilles en nombre un peu considérable.

En dehors des cellules, on peut trouver des groupes analogues, plus souvent en amas; il est probable qu'ils proviennent de cellules déchirées par des manipulations un peu brutales, telles que l'écrasement entre deux lamelles; ce qui nous le fait supposer, c'est que, plusieurs fois à côté de ces groupes, nous avons trouvé des cellules déchiquetées et parfois même réduites à un amas de granulations protoplasmiques.

Il n'est pas rare de trouver aussi dans les préparations de pus et en dehors des cellules des amas considérables de petits bacilles présentant la forme et les dimensions du streptobacille. Ils sont disposés en longues chaînes qui se juxtaposent parallèlement pour former des traînées ou des amas irréguliers ou anguleux d'apparence striée. On ne les trouve pas dans toutes les préparations; mais, lorsqu'ils existent, ils sont très abondants et cela même dans des pustules d'un rang assez élevé dans les séries d'inoculation. Ces bacilles ne prennent pas le Gram; ils se rapprochent donc du streptobacille spécifique par leur forme, leur disposition fasciculée et leurs réactions colorantes; d'autre part, ils en diffèrent par l'abondance de leurs amas et par leur situation extra-cellulaire, de sorte que nous n'osons pas nous prononcer sur leur nature.

Lorsque les bacilles deviennent très rares, tantôt ils se présentent isolément ou par petits groupes de deux ou trois dans un certain nombre de cellules; tantôt on n'en trouve guère d'isolés, mais, après de longues recherches, on rencontre à de rares intervalles une cellule bourrée de bacilles en amas ou en faisceaux.

Dans le pus de chancre primitif, au bacille de Ducrey se joignent d'autres microorganismes fort nombreux et dont les plus fréquents sont les microbes vulgaires des infections secondaires, staphylocoques ou streptocoques; à côté d'eux, on peut encore rencontrer la bactérie commune de la peau décrite par Nicolle; le gonocoque, quand un chancre mou du méat ou du limbe préputial évolue en même temps qu'une blennorragie; enfin d'autres microbes probablement saprophytiques, entre autres le microcoque tétragène.

b. Tissus chancreux.

Unna, le premier, a su trouver et colorer dans les tissus le bacille du chancre mou. Il a employé une solution de bleu de méthylène [1] très alcaline, suivant un manuel opératoire qu'il décrit ainsi : les coupes sont plongées dans le bleu pendant deux minutes, puis lavées à l'eau, placées ensuite dans l'éther de glycérine, de nouveau lavées à l'eau, puis séchées et montées dans le baume; dans la crainte d'une décoloration trop vive, les lavages à l'alcool ne doivent pas être employés (il nous est arrivé cependant, même en lavant à l'alcool, d'obtenir d'excellentes préparations avec bacilles un peu plus pâles, il est vrai).

Les différents auteurs qui se sont occupés de la question ont également employé le bleu de méthylène, qui semble le colorant de choix du streptobacille; leurs procédés ne diffèrent que par le mode de fixation et la décoloration des pièces.

Quinquaud et M. Nicolle colorent par le bleu de méthylène phéniqué, ils déshydratent et éclaircissent avec de l'huile d'aniline mélangée de xylol. M. Nicolle a aussi appliqué au bacille de Ducrey son procédé de fixation par le tannin des

---

[1] Bleu alcalin d'Unna :

Dleu de méthylène........ }
Carbonate de potasse...... } āā 1 gramme.
Eau distillée .... 100 grammes.
Alcool .... 20 grammes.

Réduire à 100 grammes par ébullition et ajouter :

Bleu de méthylène........ }
Borax .... } āā 1 gramme.
Eau distillée .... 100 grammes.

Ou bien tout simplement cette dernière solution.

microbes qui ne prennent pas le Gram [1] : les coupes colorées
avec le bleu phéniqué et lavées sont traitées par une solution
de tannin au $\frac{1}{10}$ qui rend insoluble la coloration et permet de
déshydrater par l'alcool absolu.

Krefting a suivi la méthode d'Unna, sans modifier le choix
du colorant, mais en éclaircissant avec l'huile d'aniline xylolée
de Quinquaud.

De tous les procédés employés, nous signalerons notamment celui de notre ami Rivière [2], dans lequel les bacilles
plus colorés que les éléments cellulaires ressortent mieux
sur la coupe du tissu. Rivière emploie le procédé de Kühne [3]
légèrement modifié, les coupes colorées par cette solution
sont lavées à l'eau distillée et décolorées par l'acide chlorhy-
drique très étendu ou par quelques gouttes d'une solution
concentrée de fluorescéine dans l'alcool absolu. Les bacilles
ainsi obtenus n'ont pas une coloration intense, il est vrai,
mais ils sont nets, ressortent bien dans la préparation et nous
sommes loin de reprocher à cette méthode l'incertitude que
lui attribue Ch. Nicolle [4].

Dans les coupes de chancres excisés, la constance des bacilles est aussi grande que dans les préparations de pus et
également proportionnelle à la virulence des lésions.

La disposition en faisceaux, qui n'est qu'esquissée dans le
pus, au point qu'elle avait échappé à Ducrey et n'a été remar-
quée qu'après les travaux d'Unna, est, au contraire, constamment très accusée dans les tissus.

Les bacilles sont disposés en longues chaînes qui, elles-
mêmes, sont groupées en nombre très variable, de deux ou
trois à vingt ou trente, pour former des faisceaux assez com-
pacts. Ces faisceaux sont généralement assez épais au voisinage
de la surface ulcérée et de là ils s'enfoncent dans les tissus,
serpentant entre les cellules, se ramifiant et se divisant en
faisceaux secondaires qui pénètrent de plus en plus profondément dans les tissus en s'effilant graduellement par l'inégale

[1] *Annales de l'Institut Pasteur*, novembre 1892.
[2] Société d'Anatomie et de Physiologie de Bordeaux, avril 1893.
[3]   Carbonate d'ammoniaque à $\frac{1}{200}$..... 4 centimètres cubes.
    Sol. alc. de bl. de méthylène......... X gouttes.
[4] Nous avons pu comparer nos préparations à celles de M. Unna et nous assurer
que nous avons bien coloré le même microbe.

longueur des chaînettes constituantes. Souvent là disposition est moins régulière et l'on voit au milieu des tissus ce qui paraît être un amas de bacilles infiltré entre les cellules. Même dans ce cas, un examen attentif fait reconnaître le groupement caractéristique, les bacilles ne sont pas disposés au hasard, ils forment des séries longitudinales, réunies en faisceaux plus ou moins riches qui serpentent entre les cellules, se ramifient d'une façon irrégulière ou sont parfois comme pelotonnés; quelquefois même on ne trouve qu'un tronçon de faisceau. Ces irrégularités de disposition s'expliquent facilement si l'on considère qu'on examine au microscope une coupe très mince d'un système de ramifications qui se fait dans toutes les directions.

Les streptobacilles ne pénètrent pas dans les cellules du tissu, on n'en trouve pas dans les vaisseaux, non plus que dans le sang.

Identité du bacille de Ducrey et de celui d'Unna. — Dans son mémoire de 1892, Unna hésitait à identifier le bacille qu'il venait de décrire avec celui de Ducrey, à cause du volume un peu plus grand attribué par Ducrey au bacille du pus, de la situation intracellulaire de l'un et intercellulaire de l'autre, de la disposition en chaînettes fasciculées, considérée par Unna comme caractéristique et qui n'avait pas été notée par Ducrey, enfin parce que Ducrey avait trouvé à son bacille des bouts arrondis, tandis qu'Unna les trouvait carrés.

Pour ce qui est de la différence de volume, elle s'explique facilement par la différence des modes de préparation, les bacilles pouvant être plus ratatinés par les réactifs durcissants que par la simple dessiccation et aussi peut-être par la différence des colorants employés. On sait, en effet, que les microbes paraissent toujours plus petits avec le bleu de méthylène qu'avec le violet de gentiane par exemple. La différence de situation en dedans ou en dehors des cellules est plus difficile à expliquer, mais elle est en tout cas justifiée par la diversité des milieux. La disposition fasciculée n'avait pas été notée par Ducrey, mais elle existe dans le pus, et d'une façon très nette et assez constante. Enfin, pour ce qui concerne la forme des bacilles, nous verrons que des bouts arrondis peuvent se trouver à l'extrémité des chaînettes, dans le tissu du chancre, et que les bouts carrés s'observent dans le pus toutes les fois que les bacilles forment des séries.

Les desiderata d'Unna trouvent donc leur réponse et nous pouvons admettre que c'est le même microbe qui a été observé par les deux auteurs dans des situations différentes.

c. Morphologie.

Considéré isolément, le streptobacille du chancre mou a la forme d'un petit bâtonnet, court, ayant de 1,5 à 2 μ de long et d'une largeur égale au quart de sa longueur; quand il est isolé, comme dans le pus, les extrémités sont arrondies; mais quand il fait partie d'une série en chapelet, soit dans le pus soit dans les tissus, les bouts en contact avec un autre bacille sont carrés. Il est fréquent de trouver dans les préparations de pus deux ou trois longs bâtonnets parallèles, droits ou un peu courbés, atteignant 6 ou 7 μ. On les prendrait à première vue pour des bacilles de grande dimension, mais un examen plus attentif les montre segmentés à des intervalles de 1 μ à 1 μ 1/2 par de petits traits clairs, très minces et très nets, qui montrent qu'il ne s'agit là que de chaînettes de streptobacilles.

Généralement dans les coupes et souvent aussi dans le pus, la forme est celle d'un bâtonnet cylindrique, c'est à dire que les deux bords sont parallèles, mais il arrive aussi qu'il paraisse plus coloré ou plus gros aux extrémités. Cet aspect est dû soit à un étranglement de la partie moyenne, soit et plus rarement à la présence d'un espace clair qui lui donne une forme en navette analogue à ce qui se voit dans le bacille typhique. Cet étranglement est quelquefois assez accusé pour lui donner l'apparence d'un diplocoque à grains un peu allongés. Cette forme serait due, d'après Krefting, à un début de segmentation. Elle est, du reste, plus apparente dans les préparations au bleu de méthylène que dans celles qui sont colorées au violet de gentiane. On peut trouver dans la même cellule de pus des microbes offrant toutes les variétés de forme, depuis les bâtonnets parfaitement cylindriques jusqu'aux formes de diplocoque les plus accusées. On y trouve encore des grains presque ronds, quoique en petit nombre. Leur présence dans

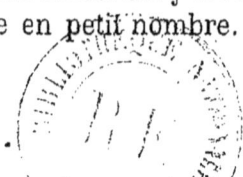

les amas de streptobacilles et l'identité de leurs réactions colorantes fait bien penser qu'il ne s'agit pas de microbes étrangers. Ducrey considérait ces grains ronds comme des bacilles vus par un bout, cela ne paraît pas être vrai pour tous et nous pensons qu'ils représentent plutôt un stade de la multiplication du bacille.

d. BIOLOGIE.

Nous avons étudié du pus chancreux sans aucune coloration préalable; au milieu d'éléments fort divers, leucocytes, cellules épidermiques, filaments fibrineux, nous avons vu de nombreux microorganismes, les uns arrondis, les autres allongés, en général bien plus volumineux que le bacille du chancre mou et ne présentant pas l'encoche caractéristique ou la disposition en chaînettes de celui-ci. Dans les pustules d'inoculation, à partir de la quatrième génération, nous n'avons plus trouvé de microbes, mais seulement des leucocytes avec filaments fibrineux et quelques autres éléments.

Sur lamelles desséchées à l'air libre et colorées par une solution très étendue de bleu, nous avons toujours pu trouver des bacilles, mais jamais nous n'avons observé de mouvements; en chauffant la platine du microscope à 35°, il nous a été impossible de suivre le développement du microbe et d'observer des phases de segmentation, nous permettant de vérifier l'hypothèse d'Unna. Il est très probable que les mouvements et les diverses fonctions des bactéries sont rapidement arrêtés après que celles-ci ont été teintes par une couleur d'aniline.

On sait, depuis les expériences d'Aubert, que le virus du chancre mou est détruit par une élévation de température peu considérable; il suffit de chauffer du pus à 40° pendant quelques minutes pour lui faire perdre sa virulence. Cette extrême susceptibilité du virus a été utilisée par Aubert pour le traitement des chancres par le chauffage; cette méthode a encore dernièrement été perfectionnée par M. Arnozan. Nous avons tenu à vérifier les expériences d'Aubert et nous avons recueilli dans des tubes capillaires du pus chancreux. Ces tubes ont été plongés pendant cinq minutes dans de l'eau à 38°, 40° et 42°, puis leur contenu a été inoculé. Le premier tube seul, qui avait été chauffé à 38°, a donné naissance à un chancre d'inoculation, les deux autres n'ont donné aucun résultat.

Un malade nous a donné la confirmation clinique du même fait. Il est entré à l'hôpital avec une demi-douzaine de chancres mous du prépuce. Quelques jours après son entrée, on commence une série d'inoculations. Le jour de la deuxième inoculation, le malade est pris d'angine herpétique avec une température de 39° et l'inoculation reste négative. La température élevée a empêché le microbe de se développer, cependant elle n'a pas réussi à guérir les chancres primitifs, car après la défervescence on a pu recommencer la série. La pustule de troisième génération contenait un nombre considérable de bacilles de Ducrey avec quelques rares micrococoques. La pustule de quatrième génération ne contenait plus que le bacille de Ducrey et les ensemencements qui en ont été faits sur la gélose sont restés stériles.

Sorti de l'hôpital quelques jours après et incomplètement guéri, il est revenu avec un chancre sur chaque jambe qu'il s'était inoculé avec les ongles et dont la nature a été vérifiée par l'examen microscopique et l'inoculation.

A l'air et au mélange avec d'autres liquides, le virus chancreux présente une grande résistance. « Le pus du chancre, dit Ricord, a été mêlé à l'urine, au mucus vaginal, au muco-pus de l'urétrite, de la balanite, de la vaginite, à la salive, aux matières fécales, à la sueur, au sperme. Dans tous ces mélanges, le pus virulent du chancre n'a subi aucune modification qui pût l'altérer dans sa nature ou le décomposer, mais un fait qui ne doit pas échapper à l'observation c'est que, pour agir, il a toujours fallu que le pus virulent ne fût pas trop délayé, car, mélangé en trop petite quantité, il ne peut communiquer à tout le liquide qui lui sert de véhicule sa propriété contagieuse. » Mais si de simples mélanges n'altèrent pas le pus chancreux, il n'en est pas de même des agents un peu actifs qui le neutralisent entièrement : un acide, un alcali quelconque empêchent constamment son action, l'alcool, le vin même produisent des effets semblables.

A l'air libre, il résiste fort longtemps : Ricord l'a conservé dans des tubes pendant dix, quinze, vingt jours sans rien lui enlever de ses propriétés virulentes. Sperino dit avoir inoculé avec succès du pus concrété depuis sept mois sur la pointe d'une lancette.

Bien souvent, nous avons essayé de cultiver le bacille du chancre mou. Nous avons varié nos ensemencements de toutes les façons, en les faisant dans des milieux naturels (sérum) ou artificiels (bouillon) solides ou liquides, avec ou sans glycose et glycérine, et le résultat a constamment été le même. Tantôt il ne poussait rien, ce qui était le cas le plus fréquent, tantôt il poussait des colonies de staphylocoques ou d'un petit bacille prenant le Gram qui paraît être identique à celui qu'a décrit Ch. Nicolle. Nous n'avons donc pas été plus heureux que nos devanciers et la stérilité des cultures peut servir de critérium de la pureté du pus d'une pustule d'inoculation chancreuse.

c. INOCULATIONS EN SÉRIE.

Des expériences anciennes, il était résulté une notion importante, c'est que le chancre simple est réinoculable indéfiniment sur le malade lui-même. Mais ces expériences, faites à une époque où l'on ne songeait pas encore à l'antisepsie, ont été reprises avec des résultats variables par différents auteurs récents. Ducrey a obtenu des séries de dix et quinze pustules. Unna est arrivé aux mêmes résultats, Jullien [1] n'a pu dépasser la troisième inoculation et J. Gayon (de Mexico) [2] n'a jamais obtenu qu'une seule pustule et cela avec ou sans précautions antiseptiques.

Nous nous expliquons difficilement les insuccès de Jullien et de Gayon, peut-être avaient-ils affaire à des lésions ayant perdu leur virulence, peut-être l'antisepsie des régions inoculées était-elle trop complète. Toujours est-il qu'avec toutes les précautions d'asepsie désirables nous avons fait de nombreuses séries d'inoculations en prenant pour point de départ soit le chancre mou lui-même, soit plus souvent le bubon et, dans tous les cas, il nous a été possible de poursuivre nos séries à volonté jusqu'à la quatrième, la cinquième et même la huitième génération, étant dans ces résultats absolument d'accord avec Ducrey.

Voici la technique que nous avons suivie dans la pratique

---

[1] JULLIEN. — Recherches expérimentales sur le chancre mou. Société de Dermatologie, 21 avril 1892.

[2] *Gaceta medica de Mexico*, février 1893.

de ces inoculations. Chaque série est faite sur le même individu porteur du chancre initial et les inoculations sont exécutées sur les avant-bras, les bras et ensuite les cuisses. La région, rasée au préalable, est lavée au savon, puis au sublimé, enfin à l'alcool; une légère couche annulaire de collodion est appliquée sur la peau pour empêcher le contact immédiat des bords du verre de montre, parce que dans quelques cas le bord du verre avait déterminé une exulcération qui aurait pu s'infecter. Il est maintenu par une bordure de coton collodionné et un léger pansement ouaté.

Ce mode de fixation a l'avantage d'être très propre, parfaitement aseptique et d'assurer une adhérence intime du verre de montre à la peau; il n'y a pas à craindre le moindre déplacement ni aucune pénétration de germes saprophytiques ou autres sous ses bords. Dans nos premières expériences, nous avions remarqué que la peau venait bomber sous le verre de montre et s'appliquer à lui sur toute sa surface, la pustule naissante était souvent écrasée et une mince nappe liquide s'étendait entre le verre et la peau, dépassant les limites de l'inoculation. C'était là une condition fâcheuse au point de vue de l'asepsie, parce qu'on n'est jamais assuré de la stérilisation parfaite de l'épiderme et que le moindre microbe étranger qui aurait survécu pouvait parfaitement trouver dans cette lame liquide un milieu de culture et une voie de pénétration dans l'ulcération chancreuse. Nous avons alors imaginé de coller à la face concave du verre de montre une de ces rondelles de feutre qui se vendent sous le nom de *corn plasters* et qui servent à protéger les cors aux pieds contre les frottements de la chaussure. Les verres ainsi garnis étaient enveloppés séparément dans un morceau de papier et stérilisés par un séjour prolongé dans l'autoclave (120° pendant une demi-heure avec plusieurs détentes). Nous avions ainsi une série de verres de montre stérilisés que nous pouvions dépaqueter au fur et à mesure des besoins. Grâce à ce dispositif, la pustule était isolée dans une logette assez étroite et assez haute pour qu'elle restât sèche et ne pût pas venir toucher le verre. Les inoculations étaient faites avec une lancette de platine iridié qu'on pouvait flamber sans ménagements.

Au bout de vingt-quatre heures, en examinant l'inoculation

à travers le verre de montre, on peut déjà deviner si l'inoculation sera positive ou non, quelquefois même il y a une pustule déjà formée, mais c'est habituellement au bout de quarante-huit heures que nous avons découvert le chancre pour le réinoculer; on trouve alors une pustule plus ou moins large recouvrant une petite ulcération profondément creusée en puits. Il ne nous a pas paru qu'il y eût aucun intérêt à attendre plus longtemps; un plus long délai favorise les infections secondaires et le chancre d'inoculation étant plus grand est plus difficile à détruire.

Les pustules découvertes ont été détruites par la pâte sulfocarbonique de Ricord; malgré cette précaution nous avons eu dans quatre cas de véritables ulcères chancreux, toujours fort lents à cicatriser et ordinairement accompagnés de petits abcès de voisinage avec pus virulent, peut-être parce que les inoculations avaient été faites un peu trop profondément.

Le développement des premières pustules d'inoculation s'est toujours produit en raison directe de la virulence des lésions initiales: avec les chancres mous, une pustule comme une tête d'épingle au bout de vingt-quatre heures; avec les bubons très virulents (bacilles nombreux et seuls dans le pus), une pustule parfois comme une pièce de vingt centimes au bout de deux jours. L'inoculation en série ne nous a pas semblé avoir la moindre influence sur l'évolution des pustules, celles de cinquième ou de septième génération étant également bien développées et leur virulence ne semblant pas s'être modifiée dans un sens ou dans l'autre.

Le contenu des pustules a toujours été formé par une gouttelette plus ou moins considérable de pus. Dans la première pustule, nous avons rencontré des bacilles de Ducrey accompagnés de microbes étrangers plus ou moins abondants (staphylocoques, streptocoques, bacilles divers); à partir de la deuxième génération, les étrangers devenaient rares et les bacilles plus nombreux; à la troisième, nous avons souvent obtenu du pus ne renfermant que des streptobacilles et ne donnant lieu à aucun développement sur les différents milieux où nous avons essayé de l'ensemencer. Pour conserver dans toute sa pureté une série ainsi arrivée à la troisième ou la quatrième génération, les plus grandes précautions sont indispensables; l'infection se produit facilement et, dans nos premières expériences, nous avons parfois trouvé des staphylocoques, alors que dans la pustule précédente il n'y avait que des bacilles. L'observation suivante constitue un type d'inoculation en série.

Inoculation en série.

Sylvain D..., vingt ans, entré à l'hôpital Saint-Jean le 1er mai 1893, est atteint depuis trois semaines de nombreux chancres mous à la face interne du prépuce et sur tout le bord libre.

Le 9 mai. — Première inoculation sur l'avant-bras droit, on le couvre avec un verre de montre garni d'une rondelle de feutre et fixé avec du collodion.

Le 13. — L'inoculation a donné naissance à une pustule volumineuse. On trouve dans les cellules du pus des bacilles de Ducrey, en abondance médiocre, tantôt isolés, tantôt groupés. Le plasma contient un grand nombre de microbes divers, de gros bacilles et beaucoup de diplocoques.

Deuxième inoculation. Destruction du chancre d'inoculation par le caustique de Ricord.

Le 15. — Pustule bien développée. Le pus contient le bacille de Ducrey en abondance, formant dans les cellules des groupes nombreux et des faisceaux. On trouve de plus quelques très rares diplocoques.

Troisième inoculation.

Le 16. — Il s'est déjà développé, au bout de vingt-quatre heures, une petite pustule grosse comme une tête d'épingle, mais très nette.

L'examen microscopique ne fait pas trouver d'autre microbe que le seul bacille de Ducrey. Celui-ci forme dans les cellules des amas plus ou moins nombreux et offre souvent la disposition en faisceaux. Certaines cellules en sont littéralement bourrées et même dans les cas où le groupement est le plus irrégulier, les amas de streptobacilles sont toujours très différents des amas de micrococques, malgré l'analogie de forme qui rapproche quelquefois le bacille de Ducrey d'un diplocoque.

Des cultures faites sur divers milieux avec ce pus sont restées stériles.

Quatrième inoculation.

Le 18. — Le pus ne contient que le streptobacille, mais en grande abondance, formant des amas dans les cellules qu'il remplit. On trouve aussi des amas extra-cellulaires naturellement moins bien limités, mais non moins typiques quant à la forme et au groupement.

Cinquième inoculation.

Le 20. — L'examen microscopique montre le streptobacille toujours aussi abondant et toujours seul.

Le malade désirant sortir, on arrête la série.

Aujourd'hui presque tous les auteurs sont d'accord pour admettre que le chancre mou est particulier à l'espèce humaine et ne peut être inoculé aux animaux. Auzias-Turenne, Robert de Weltz, Diday et quelques autres ont cependant obtenu des résultats positifs; il est probable que, dans leurs cas, le virus chancreux, déposé sur la plaie d'inoculation faite à un animal, a résisté à l'action des agents extérieurs, de sorte que, repris sur une lancette, il a été capable de reproduire chez l'homme une pustule positive d'inoculation (Ch. Nicolle). Nous ne faisons que citer cette particularité de l'histoire du chancre mou et nous ne parlerons pas des nombreuses expériences que nous avons faites après beaucoup d'autres et qui toutes nous ont donné les mêmes résultats négatifs.

II

ÉTUDE DU BUBON

a. GÉNÉRALITÉS.

Depuis les expériences de Ricord, confirmées dans la suite par plusieurs auteurs, il était accepté que dans plus de la moitié des cas, le bubon consécutif au chancre mou était virulent et devenait chancreux. Ricord avait cependant remarqué ce fait assez singulier, qu'il était tout à fait exceptionnel de produire une pustule avec le pus du bubon le jour même de l'ouverture et que l'on voyait souvent devenir virulents et chancreux des bubons dont le pus n'était pas inoculable le premier jour.

En 1884, M. Straus vint heurter de front toutes les idées reçues. Il montrait que le pus du bubon est stérile et que ni l'examen microscopique ni la culture n'y font découvrir de microbes. Il déclarait que le bubon n'est pas chancreux par lui-même et qu'il ne le devient que parce qu'il est inoculé par le pus du chancre transporté sur la plaie inguinale par les doigts du malade ou même directement par le contact de sa verge. En effet, sur cinquante-huit bubons ouverts et pansés antiseptiquement, pas un n'était devenu chancreux et leur sécrétion avait pu être inoculée sans résultat, non seulement le premier jour, mais aussi les jours suivants.

L'année suivante, M. Straus, revenant sur ce que ses premières affirmations pouvaient avoir eu de trop absolu, admit que, dans des cas rares, le bubon peut devenir virulent et chancreux, sans qu'il y ait eu d'inoculation extérieure ou même être virulent d'emblée. Il y était conduit par les résultats obtenus par divers auteurs, dont les expériences ne parais-

— 26 —

sent cependant pas avoir été conduites avec toute la méthode désirable.

Les circonstances nous ont permis de répéter et de confirmer les expériences de M. Straus sur un assez grand nombre de bubons. Il y a eu cette année, à Bordeaux, une véritable épidémie de chancres mous, qui a débuté vers le mois de janvier ou février 1893 et qui a sévi principalement sur les hommes et les prostituées inscrites. Les femmes non inscrites et qui sont reçues à l'hôpital Saint-Jean sur leur demande ont fourni un moins grand nombre de cas, bien qu'elles soient toutes des prostituées clandestines.

TABLEAU I.

	TOTAL des ENTRÉES	AFFECTIONS DIVERSES	CHANCRES MOUS
HOMMES			
1er janvier au 1er août 1892.........	409	338	71
1er janvier au 1er août 1893.........	561	347	214
FEMMES INSCRITES			
1er août au 31 décembre 1892 (5 mois).	52	40	12
1er janvier au 1er août 1893 (7 mois)...	142	87	55
FEMMES NON INSCRITES			
1er août au 31 décembre 1892 (5 mois).	63	61	2
1er janvier au 1er août 1893 (7 mois)...	99	88	11

Sur ce total de 280 lésions chancrelleuses observées du 1er janvier au 1er août 1893, nous trouvons 136 bubons :

27 se sont résorbés, sans s'ouvrir, sous l'influence du repos et d'un pansement humide;

43 ont dû être ouverts, mais ne sont pas devenus chancreux (pour la plupart la non-virulence a été vérifiée par des inoculations répétées et toujours infructueuses);

51 sont devenus virulents consécutivement, alors qu'ils ne l'étaient pas au moment de l'ouverture;

12 bubons ouverts spontanément avant l'entrée des malades à
  l'hôpital sont tous devenus chancreux. Ils doivent être mis
  à part, car on ne sait pas ce qu'ils seraient devenus sous
  un pansement aseptique ;
3 seulement étaient virulents d'emblée et, dès le premier jour,
  ont fourni une pustule d'inoculation caractéristique.

Nous pouvons donc considérer nos expériences comme
confirmatives de celles de M. Straus, en ce qu'elles montrent
que le bubon virulent d'emblée est une rareté, puisque nous
n'en trouvons que 2,2 %, alors que Ricord en accusait envi-
ron 10 %. Elles démontrent de plus que la non-virulence est la
règle et la virulence l'exception, puisqu'elle ne s'est développée
que dans 51 cas, tandis qu'elle a manqué dans 70 cas (27 résorbés et 43 incisés) ; il faut remarquer à ce sujet que toutes
les causes d'erreur contribuent à augmenter le nombre des
bubons virulents. Que le pansement soit mal fait et se dé-
range, que le malade, piqué par une puce ou une punaise
(elles ne manquent généralement pas dans les hôpitaux de
vénériens), passe la main sous son pansement pour se gratter
avec des ongles nullement aseptiques, et voilà un bubon
purement inflammatoire qui devient virulent.

Ce grand nombre de cas nous offrait une excellente occasion
d'étudier le développement de la virulence dans les bubons et
de faire des observations intéressantes sur le rôle pathogénique du bacille de Ducrey. Dans ce but, nous avons étudié
méthodiquement le pus au point de vue de la présence du
bacille constatée par l'examen microscopique et de la virulence
recherchée par l'inoculation sur le malade lui-même. Celles-ci
ont toujours été faites avec les précautions déjà décrites.

Ces résultats sont consignés dans le tableau suivant, où les
signes + et — placés en regard de l'examen microscopique
indiquent la présence ou l'absence du bacille et en regard des
inoculations indiquent le résultat positif ou négatif pour le
jour dont le numéro d'ordre est en tête de la colonne.

Table au II.

NUMÉROS	NOMS	DATES	ÉTAT A L'OUVERTURE		JOURS 1er Ex.	In.	2e Ex.	In.	3e Ex.	In.	4e Ex.	In.	5e Ex.	In.	6e Ex.	In.	7e Ex.	In.	8e Ex.	In.	9e Ex.	In.	10e Ex.	In.	JOURS SUIVANTS
1	Jean D	4 janvier....	Chancre.	Bubon g.	—		—		+	+	+		+												11e j. Inoc. +. Ex. m. + 13e j. Ex. m. —. In. —. Sorti 27e jour.
2	Charles B....	23 janvier...	Chancre.	Bubon g.	—		—						+		+		+								14e j. Bacilles rares. Sorti 18e j.
3	François N...	27 janvier...	Chancre.	Bubon d.	—		—						+		+										23e j. In. —.
4	» ...	6 janvier....	Ch. guéris.	Bubon g.	—		—				+				+										15e j. Ex. m. +; 32e j. Ex. m. —. 15e j. In. +.
5	Firmin L....	17 février....	Ch. guéris.	Bubon d.	—		—								+										31e j. In. —.
6	Charles G....	10 mars.....	Chancre.	Bubon d.	—		—						+		+										24e j. Ex. m. —. In. —.
7	Alfred M.....	26 mars.....	Chancre.	Bubon d.	—		—						+		+										23e j. Ex. m. —.
8	Jules G.....	3 avril......	Chancre.	Bubon d.	—		—	+	+		+														
9	Léon L......	7 avril......	Chancre.	Bubon g.											+		+						+		11e j. Ex. m. +. In. +. 18e j. Ex. m. —. In. —.
10	Fernand D...	8 avril......	Chancre.	Bubon g.	—		—								+		+								16e j. Cicatrisé.
11	Jean D......	10 avril.....	Chancre.	Bubon d.	—		—				+	+									+				21e j. In. +.
12	»	16 avril.....	»		—		—																+		20e j. In. —.
13	Louis R.....	20 avril.....	Ch. guéris.	Bubon g.	—		—				+	+									+	+			8e j. Cicatrisé.
14	Pierre J.....	20 avril.....	Ch. guéris.	Bubon d.	—		—												+						6e j. Bubon chancreux.
15	»	24 avril.....	» »	Bubon g.	—		—								+										30e j. Sort avec chancre inguinal.
16	Paul B......	23 avril.....	Ch. guéris.	Bubon g.	—		—										+	+							11e j. Ex. m. +. In. +.
17	Pierre S.....	28 avril.....	Chancre.	Bubon d.	+	+			+						+		+	+							15e j. Ex. +. 20e j. Ex. m. +. In. +. 26e j. Ex. m. +. In. +.
18	Louis M.....	5 mai......	Chancre.	Bubon g.	+	+			+		+										+	+			37e j. Ex. m. +. In. Pustule abortive. 46e j. Ex. m. — In. —.
19	Mathurin L....	5 mai	Chancre.	Bubon g.																	+	+			11e j. Ex. m. +. In. +. 15e j. Ex. m. +. 24e j. Ex. m. +. In. +. 45e j. Cicatrisé.
20	Elie C.......	5 mai	Chancre.	Bubon g.	—		—		+	+			+		+										22e j. Cicatrisation.
21	Jean G......	5 mai	Chancre.	Bubon g.	—		—		—								+		+						11e j. Ex. m. +. In. +. 13e j. Ex. m. +. 15e j. Ex. m. +. 19e j. In. —.

Tableau 11. (Suite.)

NUMÉROS	NOMS	DATES	ÉTAT A L'OUVERTURE		1er Ex.	1er In.	2e Ex.	2e In.	3e Ex.	3e In.	4e Ex.	4e In.	5e Ex.	5e In.	6e Ex.	6e In.	7e Ex.	7e In.	8e Ex.	8e In.	9e Ex.	9e In.	10e Ex.	10e In.	JOURS SUIVANTS
22	Nicolas C....	5 mai......	Chancre.	Bubon d.	—	—						+	+							+						11e j. Ex. m. +. 14e j. Ex. m. +. In. +. 20e j. In. —.
23	François M...	12 mai......	Chancre.	Bubon d.	—	—							+	+											15e j. In. —.
24	Louis Del....	20 mai......	Ch. guéris.	Bubon d.					+	—			+	+			+	+			+	+			11e j. Ex. m. +. In. +. 13e j. In. +. Ex. m. +. 16e j. Ex. m. —. In. —.
25	Louis G......	24 mai......	Ch. mixte.	Bubon d.	+	+			+										+	+					20e j. Ex. m. —.
26	Marcel J.....	24 mai......	Chancre.	Bubon d.	+	+			+																12e j. In. —.
27	Ferdinand G..	24 mai......	Chancre.	Bubon d.	—										+	+									13e j. Ex. m. +. 23e j. Ex. m. —. 26e j. In. —.
28	Alfred T.....	25 mai......	Ch. guéris.	Bubon g.	—																				11e j. In. Pustule douteuse. Revient 39e j. avec chancre inguin.
29	Frédéric P...	10 juin......	Ch. guéris.	Bubon d.	—				+	+	+	+													13e j. Ex. m. +. In. +.
30	Jules S......	18 juin......	Chancre.	Bubon d.	—								+	+											
31	Patrice L....	14 juillet....	Ch. guéris.	Bubon d.	—																		+		11e j. In. +.
32	Bernard D ...	16 juillet.....	Ch. guéris.	Bubon d.						+															15e j. Suppuration tarie des deux côtés.
33	»	16 juillet.....		Bubon g.													+	+							
34	Léon R......	16 juillet.....	Chancre.	Bubon d.	—					+															
35	Maurice B....	16 juillet.....	Chancre.	Bubon d.						+							+								
36	Jean B.......	25 juillet.....	Chancre.	Bubon d.	—					+	+														
37	Pierre J......	26 juillet.....	Chancre.	Bubon d.	—					+															
38	»	30 juillet.....	Chancre.	Bubon g.	—					+			+	+			+	+							
39	François L...	28 juillet.....	Ch. guéris.	Bubon d.	—	—			+	+															
40	Jean D......	10 juin......	Chancre.	Bubon d.	—				+	+															
41	Pierre G.....	1er juin......	Chancre.	Bubon g.	—				+	+															
42	Antoine D ...	10 août......	Chancre.	Bubon d.	—				+	—															
43	»	10 août......	Chancre.	Bubon g.																					

Tableau III

BUBONS NON VIRULENTS

NUMÉROS	NOMS	DATES	ÉTAT A L'OUVERTURE	JOURS (1er–10e, Ex. / In.)	JOURS SUIVANTS
1	Léon C......	3 janvier....	Chancre. Bubon d.	— —	18e j. Bubon cicatrisé.
2	Eugène J	6 février	Ch. guéris. Bubon d.	— —	15e j. Bubon cicatrisé.
3	Pierre B.....	8 mars	Chancre. Bubon g.	—	13e j. Ex. m. —. / 16e j. Guérison.
4	Gustave G....	6 mars	Ch. guéris. Bubon d.	— —	
5	Léon G.....	15 mars	Chancre. Bubon g.	— —	7e j. Guérison.
6	Xavier M	24 mars	Chancre. Bubon g.	— —	24e j. Guérison.
7	Féréol D.....	14 avril......	Ch. guéris. Bubon d.	— —	
8	Henri A	30 mars	Ch. guéris. Bubon d.	— —	16e j. Guérison.
9	Henri L	1er mai......	Ch. mixte. Bubon d.	— —	
10	Étienne C....	18 mai	Ch. guéris. Bubon d.	—	10e j. Guérison.
11	Baptiste C....	20 mai	Chancre. Bubon d.	—	— 14e j. Guérison.
12	oseph L.....	1er juin......	Ch. guéris. Bubon g.	—	
13	Jean P.......	6 juin	Chancre. Bubon d.	— — —	14e j. Guérison.
14	Jean D	16 juillet.....	Ch. guéris. Bubon d.	—	
15	François C ...	18 juillet.....	Ch. guéris. 2 bubons.	—	12e j. Guérison.
16	Léopold J	1er août.....	Chancre. Bubon d.	—	10e j. Guérison.
17	Jean M	28 juillet...	Chancre. Bubon d.	— —	(Non fluct. à l'ouverture. Une seule goutte de pus. Guéri en qq. j.
	»	. »	» Bubon g.	—	14e j. Guérison.
18	Eugène V....	28 juillet.....	Ch. mixte. Bubon g.	— —	(Le bubon secrète abondamment un pus séreux pendant plusieurs semaines.

Un simple coup d'œil jeté sur ce tableau montre le fait très important de la concordance absolue et constante entre le résultat de l'examen microscopique et celui de l'inoculation. Quand le pus est virulent et produit un chancre par inoculation, il contient toujours le bacille de Ducrey en plus ou moins grande abondance; quand l'inoculation est négative, l'examen microscopique l'est également. Sur près de deux cents épreuves doubles et simultanées (examen microscopique et inoculation) qui sont portées sur le tableau, trois fois seulement il y a eu désaccord, mais le lendemain ou le surlendemain, une nouvelle épreuve double rétablissait la concordance. Si l'on considère les causes d'erreur, il n'y a lieu de s'étonner que d'une chose, c'est que la concordance soit aussi parfaite. Dans deux cas, c'est l'examen microscopique qui est en défaut, mais il est permis d'admettre que les bacilles, en très petit nombre, ont échappé à un examen microscopique même attentif. Dans le troisième, c'est l'inoculation qui a échoué, mais sans compter que l'inoculation peut avoir été faite trop timidement et que le virus n'a pas pénétré assez profondément, il peut aussi arriver que la parcelle de pus inoculée ne contenait pas de bacilles. On a quelquefois beaucoup de peine à découvrir dans une préparation une ou deux cellules contenant des bacilles; or, la quantité de pus introduite sous l'épiderme par la lancette est certainement bien inférieure à celle qui est étalée sur une lamelle de vingt millimètres.

On peut donc poser comme règle absolue que le jour où les bacilles de Ducrey apparaissent dans le pus du bubon, ce pus est virulent et inoculable. Mais il arrive un moment où le bubon devenu chancreux guérit, la suppuration devient plus rare, le fond de grisâtre devient rosé et généralement la tendance à la cicatrisation s'accuse. Il arrive un moment où le pus examiné régulièrement ne contient plus de streptobacilles; dès ce jour, l'inoculation ne donne plus lieu à la pustule caractéristique, le chancre inguinal a perdu sa virulence, ce n'est plus qu'une plaie simple qui guérit plus ou moins vite.

Cette parfaite concordance déjà bien significative le devient plus encore si l'on considère que, dans la plupart des cas, le streptobacille de Ducrey-Unna est le seul microbe qu'on puisse découvrir dans le pus du bubon, de même que dans la pustule qui résulte de son inoculation. Il en est ainsi notamment au moment de l'apparition de la virulence dans un bubon ouvert; car, au moment où la virulence disparaît, on trouve souvent d'autres microbes dans le pus, staphylocoques pyogènes ou bacilles saprophytiques faciles à distinguer, qui survivent au streptobacille et persistent jusqu'à la cicatrisation complète. Ils proviennent probablement de l'épiderme si difficile à stériliser parfaitement.

b. Bubon inflammatoire.

Les bubons ne sont pas virulents dans plus de la moitié des cas, ils ne présentent alors jamais de bacilles dans le pus et toujours l'inoculation reste négative. La suppuration est moins abondante et le liquide qui s'écoule de la plaie d'incision est moins franchement purulent, il est plutôt séreux; la plaie n'a aucune tendance à s'agrandir, mais la masse ganglionnaire enflammée ne s'affaisse pas aussi vite que dans le bubon virulent. Il semble, dans ce dernier cas, que tout le ganglion a été détruit par le processus chancrelleux et a subi une véritable fonte, tandis que lorsque l'adénite est inflammatoire, le ganglion résiste davantage et n'est pas détruit aussi complètement.

On peut voir par le tableau qui précède que les adénites non virulentes guérissent généralement très vite et que la cicatrisation est complète entre le dixième et le vingtième jour. Il n'en est pas toujours ainsi et l'on peut voir la suppuration ou plutôt l'écoulement d'un liquide séro-purulent durer plusieurs semaines. Il peut même y avoir, à la suite de l'ouverture, une fistule difficile à tarir, surtout quand il persiste une masse ganglionnaire dure qui n'a pas été détruite par la suppuration. Dans l'observation suivante, la suppuration a été très prolongée, il est vrai que l'apparition d'une éruption syphilitique secondaire est venue montrer que nous avions eu probablement affaire à un chancre mixte, ce que rien dans son aspect n'avait pu nous faire soupçonner.

Bubon non virulent.
(N° 18 du Tableau III.)

Eugène V..., journalier, trente-cinq ans. Entré le 28 juillet.
Plusieurs blennorragies antérieures guéries sans complications, pas d'autre accident.
Se présente à l'hôpital avec un phimosis complet et plusieurs ulcérations chancreuses sur le limbe, suppuration abondante, peu de douleurs. Les lésions ont débuté, il y a quinze jours, par une ulcération dans le sillon balano-préputial, elle s'est peu à peu étendue et a produit le phimosis que l'on observe aujourd'hui.
Bubon fluctuant et douloureux des dimensions d'une noix dans la région inguinale gauche. Ce bubon est incisé à l'entrée du malade, on fait des inoculations et des ensemencements sur milieux variés; le pus, examiné au microscope, ne révèle la présence d'aucun microorganisme.
Le 30 juillet. — Suppuration du bubon assez active, l'incision n'a pas bougé, la peau est violacée, mais non décollée. Dans le pus, on ne trouve pas de bacilles, mais des micrococques en amas ou en courtes chaînettes.
L'inoculation a été négative, sur les tubes de gélose ont poussé quelques colonies de staphylocoques, le bouillon est troublé.

Le 2 août. — La suppuration continue, l'incision reste stationnaire, ses lèvres sont parfaitement en contact, dans le pus on trouve toujours quelques microcoques, mais pas de bacilles.

Inoculation du 30 juillet négative. Sur l'un des tubes de gélose ensemencés à l'ouverture a poussé une très petite colonie qui n'est apparue que depuis hier et qui est formée par un petit bacille assez trapu, à bouts ronds, à milieu clair, disposé par paires parallèles et ressemblant assez au bacille de Ducrey ; cette colonie est réensemencée sur gélose.

Le 5. — Toujours du pus, mais en petite quantité; l'incision ne change pas, mais ses bords sont facilement écartés et ne présentent encore pas de tendance à la cicatrisation. La masse ganglionnaire n'est point affaissée, elle forme un noyau dur que l'on sépare très bien avec les doigts.

Les ulcérations du limbe sont guéries, mais la suppuration persiste, le prépuce peut être ramené sur la moitié du gland et laisse alors à découvert une ulcération profonde, grisâtre, irrégulière, qui occupe tout le côté droit du gland et semble se prolonger jusqu'au sillon.

Le 10. — Suppuration persiste, la peau n'est pas décollée, le bubon n'est pas ulcéré; dans le pus, il n'y a toujours que quelques microcoques. Inoculation du 8 août négative.

L'ulcération chancreuse du gland suppure beaucoup, elle n'a encore pu être mise entièrement à découvert.

Le 15. — Le pus est peu abondant, la peau est rouge, chaude et douloureuse. Inoculation faite le 12, négative.

La colonie réensemencée le 2 août a donné, sur gélose, une traînée blanche, peu épaisse, visible par transparence seulement et formée des mêmes bacilles courts et trapus. Deux inoculations sont faites avec cette culture sur le bras du malade.

Le 16. — L'inoculation faite hier avec le pus du bubon n'a rien donné. Des deux inoculations faites avec la colonie signalée, l'une n'a rien produit, l'autre a donné une pustule comme une tête d'épingle, assez mal développée et qu'on laisse en place pour suivre son évolution.

Le 17. — La petite pustule obtenue hier est flétrie, il est impossible de recueillir la moindre goutte de pus.

Le 20. — Presque pas de pus, la cicatrisation commence aux extrémités de l'incision.

Chancre suppure toujours.

Le 25. — Orifice fistuleux avec léger suintement séreux à la place du bubon.

Chancre peut être mis à découvert, forme une vaste ulcération qui s'étend sur tout le côté droit du gland et jusqu'au sillon; suppuration abondante, peu de douleurs.

Le 30. — Éruption généralisée de syphilides papuleuses.

c. Bubon virulent consécutivement.

Le plus grand nombre de bubons ne devient virulent que consécutivement, l'inoculation à l'ouverture a été négative, l'examen microscopique n'a rien donné et c'est seulement deux à cinq jours après que, dans le pus, on découvre des bacilles et que l'on obtient une pustule d'inoculation. Au point de vue clinique, il est bien difficile de prévoir que tel bubon encore non virulent deviendra chancreux. La peau n'est pas décollée, il y a peu de douleur, l'incision garde sa forme linéaire, la suppuration toutefois semble un peu plus active et persiste assez abondante jusqu'au moment où apparaissent les bacilles qui, au début, sont fort peu nombreux et sont isolés ou par groupes de deux ou trois dans les cellules. Dès ce moment, examens microscopiques et inoculations marchent de pair et concordent pour démontrer la virulence du pus. Le pus s'écoule alors en abondance, la peau est violacée, elle se décolle, la masse ganglionnaire s'affaisse, l'incision s'élargit, se transforme en une ulcération irrégulière à bords déchiquetés et grisâtres, d'autres orifices se forment à côté et par toutes ces ouvertures s'écoule du pus. Après quinze, vingt jours et souvent plus de suppuration active et de processus ulcéreux, les bacilles deviennent de moins en moins abondants, les inoculations donnent de petites pustules rapidement flétries et finissent par ne plus produire aucune réaction; le bubon a alors cessé d'être chancreux; la suppuration diminue, les ulcérations se régularisent et la cicatrisation ne tarde pas à se faire.

Bubon virulent le cinquième jour.

(Nº 24 du Tableau II.)

Louis D..., forgeron, quinze ans.
Entré à l'hôpital Saint-Jean, le 15 mai 1893.
Aucun accident vénérien antérieur.
A son entrée présente sur la face interne du prépuce un chancre mou des dimensions d'une lentille, suppurant peu, à surface rosée, à bords légèrement déchiquetés et qui date d'une quinzaine de jours.
Dans la région inguinale droite se trouve un bubon du volume d'une noix, douloureux, avec fluctuation profonde et dont le début remonte à une huitaine de jours.

Le 20 mai. — Le chancre est cicatrisé. Avec toutes les précautions aseptiques désirables on incise le bubon ; une inoculation est faite sur l'avant-bras droit, deux tubes de gélose sont ensemencés.

Dans le pus, on trouve à l'examen microscopique quelques rares microcoques, pas de Ducrey.

Le 22. — Le pus est abondant, l'orifice du bubon ne s'est point agrandi.

Inoculation du 20, négative ; dans les tubes de gélose quelques colonies de staphylocoques.

Dans le pus du bubon, les bacilles existent très rares, un ou deux dans les cellules, pas autre chose.

Le 24. — La suppuration continue, les lèvres de l'incision sont rosées mais non écartées, la masse ganglionnaire est toujours empâtée.

L'inoculation faite le 22 a donné une petite pustule flétrie dès le lendemain de son apparition.

Le 26. — Même quantité de pus, les lèvres de l'incision sont renversées mais non écartées. L'empâtement ganglionnaire est moins sensible.

L'inoculation du 24 a donné une pustule très nette, avec bacilles et un petit nombre de microcoques. Dans le pus du bubon les bacilles sont abondants, très typiques, presque tous dans les cellules.

Le 28. — La suppuration ne diminue pas, l'incision s'est un peu élargie, ses bords deviennent irréguliers, leur surface est grisâtre avec quelques bourgeons rosés.

Inoculation du 26 positive avec bacilles seuls. Dans le pus du bubon, bacilles seuls et nombreux.

Le 30. — Les bords de l'incision sont écartés de quatre ou cinq millimètres, ils laissent toujours sourdre du pus ; l'affaissement de la masse est complet, à peine encore un peu d'empâtement sur les limites.

Inoculation du 28 positive, avec bacilles et microcoques. Dans le pus du bubon, bacilles et microcoques.

Le 1er juin. — Un peu moins de pus, l'ulcération ne s'est point agrandie, la peau n'est décollée en aucun point.

Inoculation du 30 positive, bacilles et microcoques dans la pustule comme dans le bubon.

Le 2. — Suppuration diminue, les bords de l'ulcération sont couverts de bourgeons rosés.

Dans le pus du bubon, les bacilles ont diminué, dans certaines préparations on n'en trouve qu'un petit nombre, isolés dans les cellules.

Le 4. — Encore un peu de pus suinte entre les lèvres de la plaie, ce pus ne renferme presque plus de bacilles.

Inoculation faite le 2 juin a donné une pustule avec microcoques nombreux et Ducrey très rares.

Le 6. — Cicatrisation des extrémités de l'incision commence, dans le pus on ne trouve plus de bacille.

Inoculation du 4 juin négative.

Le 10. — La plaie a diminué de plus de la moitié et il n'y a plus qu'un léger suintement séreux dans lequel n'existe aucun bacille.

Le 15. — Il reste un petit orifice fistuleux par lequel s'écoule la sérosité déjà signalée.

Le 20. — Le malade sort complètement guéri.

Parfois l'évolution du bubon est celle d'une simple adénite inflammatoire. Il n'y a pas de décollement des tissus, pas d'écartement des bords de l'incision, peut-être la suppuration est-elle plus active et surtout elle persiste plus longtemps. Dans ces conditions, le bubon peut être virulent et, malgré sa marche bénigne en apparence, renfermer des bacilles et fournir une pustule d'inoculation caractéristique. Dans l'observation que nous rapportons, l'évolution de l'adénite nous avait fait méconnaître sa nature virulente, nous n'avons ajouté aucune importance à la première pustule obtenue, elle n'a pas été cautérisée et, deux jours après, il s'était formé à sa place une large ulcération chancreuse qu'il nous a fallu détruire par d'énergiques cautérisations.

Bubon virulent avec marche d'adénite inflammatoire.

(N° 39 du Tableau II.)

François L..., menuisier, vingt-cinq ans. Entré le 19 juillet.

Blennorragie il y a deux ans, chancre syphilitique l'année dernière, avec roséole et plaques muqueuses consécutives, alopécie récente.

Présente actuellement, dans le sillon balano-préputial, à droite du filet, un petit chancre des dimensions d'une lentille, à fond grisâtre, à bords rosés, ne suppurant presque plus et qui est l'unique survivant d'une série de cinq ou six chancres guéris depuis une huitaine de jours.

Dans la région inguinale droite, bubon des dimensions d'une amande, avec peau rosée et douloureuse à son niveau, pas de fluctuation.

Le 25 juillet. — Le bubon a les dimensions d'une noix, fluctuation profonde. Le chancre est cicatrisé.

Le 28. — Le bubon est fluctuant dans toute son étendue, il est incisé après nettoyage préalable de la région inguinale. Deux tubes de gélose et deux tubes de bouillon sont ensemencés, une inoculation est faite sur l'avant-bras droit.

Examen microscopique du pus négatif.

Le 30. — Suppuration abondante, la tumeur ganglionnaire est affaissée, l'incision n'a pas changé d'aspect.

Inoculation du 28 négative. Rien dans le pus.

Le 1ᵉʳ août. — Beaucoup de pus, pas de douleurs, pas d'agrandissement de la plaie.

L'inoculation du 30 a donné une petite pustule mal développée et que l'on panse à l'iodoforme.

Dans le pus du bubon, on trouve quelques rares bacilles de Ducrey, isolés ou par deux et trois dans les cellules, pas d'autres microbes.

Le 3. — La suppuration du bubon semble avoir diminué, le pansement n'est presque pas souillé ce matin.

La pustule qui n'avait pas été détruite le 1er août s'est étendue et forme une ulcération grande comme une pièce de vingt centimes, fort douloureuse et dont les bords rouges et indurés témoignent d'une vive inflammation, sa surface est cautérisée avec la pâte sulfocarbonique.

L'inoculation faite le 1er août a donné une pustule bien nette avec bacilles de Ducrey nombreux, les uns typiques dans les cellules, les autres atypiques hors des cellules et formant des amas très étendus.

Dans le pus du bubon, les bacilles sont également abondants et y existent seuls.

Sur les tubes ensemencés le jour de l'ouverture une seule colonie a poussé, elle forme sur gélose une grosse tache blanche, constituée par un gros bacille filamenteux.

Le 5. — Toujours beaucoup de pus et cependant le bubon a très bon aspect, les lèvres de l'incision sont rosées, bien en contact, la résolution de la masse ganglionnaire est complète et il n'y a plus le moindre empâtement.

L'ulcération du bras, cautérisée avant-hier, est recouverte d'une eschare dure et noire, ses bords suppurent encore un peu, on applique un pansement humide au sublimé.

Le 7. — Un peu moins de pus, la peau n'est pas décollée, elle n'est point douloureuse, l'incision est toujours stationnaire.

Le pus renferme les mêmes bacilles sans autres éléments.

Le 10. — Suppuration est peu active, mais ne cesse pas cependant ; l'incision est stationnaire, mais ses extrémités ne présentent encore aucune tendance à la cicatrisation.

Bacilles seuls dans le pus.

Le 15. — Presque pas de pus sous le pansement, la peau est souple, non décollée.

Bacilles moins nombreux, mais toujours seuls dans le pus.

Le 20. — L'incision commence à se refermer et ses bords cicatrisent à leurs extrémités.

Dans le pus, on ne trouve que deux ou trois bacilles isolés, nulle part des chaînes ou des amas.

d. Bubon virulent d'emblée.

Le bubon virulent d'emblée ne diffère pas sensiblement, dans sa marche, de celui qui n'est virulent qu'au bout de quelques jours, sa durée n'est pas plus longue, il n'est pas plus ulcéreux. La seule différence est dans l'apparition plus précoce des bacilles. Ils sont, du reste, fort peu nombreux au moment de l'ouverture et dans les observations de Louis G... (n° 25) et de Marcel J... (n° 26), il a fallu une recherche minutieuse pour en trouver quelques exemplaires caractéristiques.

Bubon virulent d'emblée.

(N° 17 du Tableau II.)

Pierre S..., menuisier, vingt ans. Entré le 27 avril 1893.

Aucun accident vénérien antérieur; début des lésions actuelles il y a une quinzaine de jours par quelques ulcérations sur le prépuce.

État actuel. — Trois ou quatre chancres mous disséminés sur la face interne du prépuce, empiétant sur le limbe, l'un d'eux sur le filet; bubon à droite, comme un œuf de poule, fluctuant, douloureux avec peau violacée et amincie à son niveau.

Le 28 avril. — Le malade prend un bain de sublimé, les chancres sont pansés à l'iodoforme et la verge recouverte de coton, de façon à empêcher tout accident d'infection; la région inguinale droite est lavée au savon, puis au sublimé et à l'alcool, une incision est faite avec un bistouri stérilisé.

Inoculation de pus à l'avant-bras droit, ensemencement de deux tubes de gélose.

Le pus renferme des bacilles disposés par groupes de trois ou quatre éléments soit en chaînettes, soit sans ordre dans le protoplasma, quelques-uns sont isolés dans les cellules, pas d'autres microorganismes.

Le 30. — Le bubon suppure abondamment, mais il est affaissé, c'est à peine si l'on trouve encore un peu d'empâtement sur les limites de sa cavité, l'incision n'est pas élargie.

Dans le pus toujours des bacilles, certaines cellules en sont bourrées, pas d'autres éléments.

L'inoculation a donné une pustule très nette avec bacilles nombreux, sans microbes étrangers; réinoculation sur l'autre avant-bras.

Dans les deux tubes ensemencés le jour de l'ouverture, rien n'a poussé.

Le 2 mai. — Suppuration du bubon toujours active, les lèvres de l'incision sont renversées et un peu écartées. Le pus renferme avec des bacilles quelques microcoques dont la présence nous fait supposer une asepsie insuffisante des pansements.

Un tube ensemencé avec le pus de la pustule obtenue le 1er mai n'a rien donné et la réinoculation faite sur l'avant-bras gauche a produit une pustule avec bacilles abondants et seuls.

Les chancres suppurent un peu moins, ils ne sont pas douloureux et ne présentent aucune tendance à s'étendre davantage.

Le 4. — L'orifice du bubon ne s'est pas étendu, mais la suppuration est toujours active. Le pus renferme bacilles et microcoques. Une inoculation faite hier matin a été positive et est détruite avec le caustique.

Le 5. — Malade quitte l'hôpital non guéri.

Le 10. — Se présente à la consultation avec une ulcération irrégulière et déchiquetée grande comme cinquante centimes à la place du bubon, peu de pus. Pansement iodoformé.

Le 15. — Le fond de l'ulcère bourgeonne, les bords se régularisent; la lésion semble avoir perdu sa virulence. L'aristol est substitué à l'iodoforme.

Le malade ne s'est plus présenté à la consultation, il est probable que la cicatrisation s'est opérée rapidement.

Dans un certain nombre de cas, nous avons ensemencé à diverses reprises le pus du bubon dans des milieux variés, bouillon simple glycériné ou glycosé, bouillon gélatiné ou gélosé, sérum solidifié. Dans la plupart des cas, les tubes sont restés stériles; cependant il y a eu parfois quelques très rares colonies de staphylocoque blanc ou orangé, plus rarement encore une colonie de saprophyte. Dans les bubons ouverts depuis un certain temps, la présence des microbes pyogènes ou saprophytiques était plus fréquente, l'examen microscopique l'avait déjà démontré et le fait s'explique facilement. Dans le pus, au moment de l'ouverture, nous avons aussi trouvé quelquefois des staphylocoques par la culture alors que l'examen microscopique n'en faisait pas découvrir. En tout cas, ce résultat était exceptionnel et le nombre des microbes était très minime, puisque nous n'avons jamais observé plus de trois colonies de staphylocoques sur six tubes ensemencés très largement, chaque tube recevant autant de pus que l'anse de platine pouvait en porter. Ce nombre infime de micrococques était insuffisant pour expliquer la suppuration et tout à fait hors de proportions avec celui qu'on trouve généralement dans le pus d'un abcès à staphylocoques.

Le résultat positif ou négatif des cultures était, du reste, indépendant de la présence ou de l'absence du bacille de Ducrey, de la virulence ou de la non-virulence du pus.

Ces quelques micrococques trouvés dans un petit nombre de cas ne sauraient expliquer le développement du bubon.

Dans le cas de bubon virulent d'emblée, on comprend très bien que le streptobacille transporté par les lymphatiques, arrêté dans le ganglion, détermine rapidement une adénite suppurative, car ce microbe paraît avoir des propriétés pyogéniques peu communes. Il suffit pour s'en convaincre de comparer l'abondance de la suppuration d'un ulcère chancreux et d'un ulcère quelconque d'une nature différente même le plus infecté de staphylocoques, ou de considérer avec quelle abondance et quelle rapidité se fait la suppuration dans un chancre d'inoculation qui ne contient pas d'autre microbe que le streptobacille.

Pour le bubon non virulent, la présence inconstante, voire exceptionnelle, de quelques très rares staphylocoques n'explique pas la suppuration. On pourrait l'expliquer, avec M. Ducrey, par l'absorption au niveau du chancre de toxines pyogéniques qui, transportées au ganglion par les lymphatiques, y détermineraient dans ce milieu riche en leucocytes une suppuration sans microbes. Nous avons essayé de vérifier le fait en filtrant à travers une bougie de porcelaine du pus de bubon et en injectant cette sérosité claire sous la peau d'un lapin. Le résultat a été nul. Mais cela ne prouve rien, on sait que l'essence de térébenthine injectée sous la peau détermine, chez le chien, une suppuration sans microbes et ne fait rien au cobaye. Il est donc admissible qu'une toxine fabriquée par un microbe spécial à l'homme soit incapable de provoquer de la suppuration sur un animal donné. Pour être probante, cette expérience devrait être faite sur l'homme.

Si l'on admet cette hypothèse pour expliquer la suppuration stérile du bubon, on pourrait interpréter de la façon suivante l'apparition tardive des streptobacilles dans les bubons consécutivement virulents. Les lymphatiques transportent du chancre dans le ganglion des toxines pyogènes. Le ganglion s'enflamme, suppure et par cela même arrête la circulation dans le lymphatique afférent. Après l'ouverture du bubon, la tension des tissus diminue, l'inflammation de voisinage se calme, la circulation lymphatique redevient possible et les streptobacilles eux-mêmes peuvent arriver au ganglion. Cette hypothèse, qui rattacherait à l'ouverture même du bubon la possibilité de transport du microbe, expliquerait ce fait que l'ouverture plus ou moins tardive ou précoce du bubon n'influence pas la date de l'apparition de la virulence. Nous avons ouvert des bubons dès qu'ils étaient fluctuants, d'autres huit ou dix jours plus tard et nous n'avons pas remarqué que les streptobacilles et la virulence apparussent plus tard dans les premiers que dans les seconds. Malheureusement, elle explique difficilement les cas de bubons secondairement virulents, alors que les chancres sont guéris plusieurs jours avant l'ouverture de la collection purulente.

Il serait intéressant d'étudier de la même façon les adénites suppurées ou les lymphangites suppurées consécutives à des lésions non chancreuses. Peut-être pourrait-on trouver là quelques éclaircissements pour la question encore si obscure de la virulence du bubon chancreux.

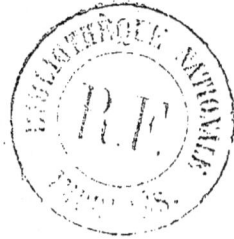

CONCLUSIONS

En résumé :

L'élément pathogène du chancre mou est le bacille décrit par Ducrey dans le pus, par Unna dans les tissus.

Il prend facilement les colorants, mais ne répond pas au Gram ; aucune tentative faite pour le cultiver n'a encore réussi, cependant il peut être isolé par inoculations successives sur l'homme, car, chez l'animal, il ne paraît pas pouvoir évoluer.

Le bubon consécutif à l'ulcération chancreuse peut être :

1° Virulent d'emblée, c'est l'exception ; l'inoculation est alors positive dès le jour de l'ouverture, les bacilles existent dans le pus et proviennent du chancre d'où ils ont été transportés par les lymphatiques.

2° Virulent après l'ouverture ; au bout de plusieurs jours, l'inoculation devient positive, dans le pus apparaissent les bacilles venus comme précédemment par les lymphatiques et qui ont pu, en outre, se développer ultérieurement dans le ganglion.

3° Inflammatoire, l'inoculation n'est jamais positive ; le pus ne renferme pas de bacilles, mais peut cependant renfermer les microbes ordinaires de la suppuration ; lorsqu'il est absolument dépourvu de microbes, l'adénite est probablement due à l'action de toxines.

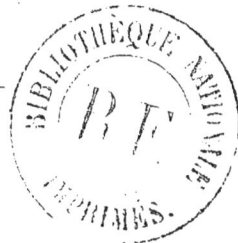

BIBLIOTHÈQUE NATIONALE R F IMPRIMÉS.

TABLE DES MATIERES

—

Introduction   3

I

Étude du bacille du chancre mou.

1º Historique.   5
2º Étude du streptobacille 12
    a. Pus chancreux. 12
    b. Tissus chancreux. 14
    c. Morphologie du bacille 17
    d. Biologie du bacille. 18
    e. Inoculations en série. 20

II

Étude du bubon.

    a. Généralités 25
    b. Bubon inflammatoire 34
    c. Bubon virulent consécutif 37
    d. Bubon virulent d'emblée. 40

Conclusions 45

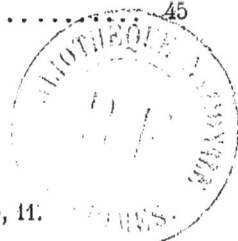

Bordeaux. — Imp. G. Gounouilhou, rue Guiraude, 11.

www.ingramcontent.com/pod-product-compliance
Lightning Source LLC
Chambersburg PA
CBHW071412200326
41520CB00014B/3399